# EXISTE-T-IL,

## EN MÉDECINE VÉTÉRINAIRE,

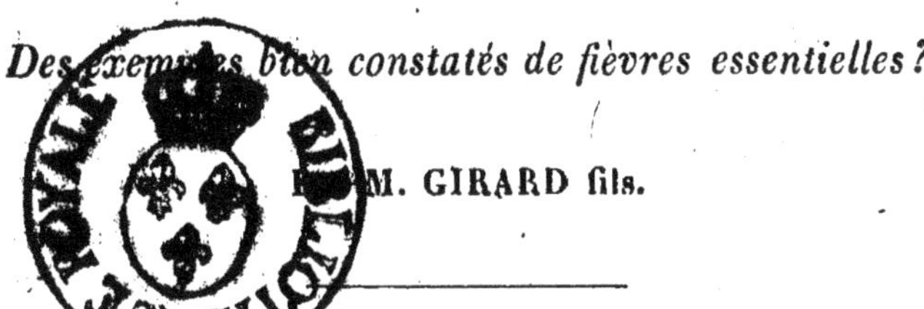

*Des exemples bien constatés de fièvres essentielles?*

Par M. GIRARD fils.

Cette question, à-peu-près décidée par la négative dans l'homme, grâces à l'impulsion donnée par M. Broussais et par ses élèves, n'en aurait jamais dû être une pour les vétérinaires, si quelques-uns d'entre eux, plus jaloux de rendre hommage à la vérité que de l'habiller à la mode du système dominant, à l'époque où ils écrivaient, s'étaient contentés d'examiner les maladies avec attention, de faire avec le plus grand soin les ouvertures des cadavres, et de raconter naïvement leurs observations, au lieu de les façonner au gré d'une imagination prévenue.

L'autorité souvent trompeuse de grands noms, l'influence que l'état de la médecine exerce naturellement sur celui de l'art vétérinaire, n'avaient pu cependant en imposer qu'à un petit nombre d'hommes; et malgré les efforts de plusieurs vétérinaires, malgré quelques observations qui semblaient assez exactes, l'opinion était restée fixe et inébranlable. Tout en admettant *par analogie* ces fièvres essentielles, on n'en restait pas moins convaincu, sans en rechercher la cause, qu'elles n'existaient pas dans les animaux domestiques. Cette douce paresse d'esprit innée dans le cœur de l'homme, défendait d'aller au-delà, lorsque les principes de la nouvelle doctrine médicale vinrent réveiller des souvenirs assoupis, et tous les vétérinaires furent étonnés de trouver dans des observations dont ils ne se rendaient pas compte, la source des découvertes les plus importantes.

Ce ne sera donc pas une tâche difficile de prouver aux vétérinaires, que ceux d'entre eux qui ont parlé des fièvres, n'ont été, pour la plupart, que des rêveurs ou des copistes : encore pourra-t-on voir, en analysant leurs idées, qu'ils étaient en partie convaincus de la fausseté de leurs théories et des principes qu'ils avançaient.

Nos lecteurs nous dispenseront, sans doute, de parler des auteurs anciens; aucun d'eux, pas même Végèce, ne dit rien de supportable touchant l'objet qui nous occupe. Il en est de même des hippiatres italiens et français du seizième et du commencement du dix-septième siècle. Il faut arriver à Solleysel, que ses connaissances étendues, son jugement exquis, ne permettent pas de passer sous silence.

La fièvre, suivant lui (1), est une chaleur étrange et extraordinaire de tout le corps, qui vient d'une ébullition et fermentation des humeurs, d'où elle tire son nom (πύρετος); il n'admet point les distinctions de fièvre quotidienne, tierce, quarte, etc., et la divise en

(1) *Le Parfait Maréchal*, 1664.

1° fièvre simple; *elle a souvent son siége ou aux poumons, ou à la rate, ou au foie, ou à l'estomac*, etc.; 2°. fièvre putride et humorale: celle-ci est une fièvre avec pourriture d'humeurs et *affection notable dans quelque partie, soit interne, soit externe*; 3°. fièvre pestilentielle, *causée par une morsure ou piqûre d'animaux venimeux*, ou pour avoir pris des alimens empoisonnés, ou par infection de l'air, etc.

Garsault (1), presque toujours copiste de Solleysel, donne à-peu-près la même définition de la fièvre. « Elle est, dit-il, ou continue, ou lente; elle est due à l'épaississement du sang, qui s'arrête alors dans une partie plus ou moins importante. Ainsi, *la fièvre continue qui cause l'arrêt du sang dans les vaisseaux du cerveau, est une inflammation du cerveau; et lorsque cet arrêt du sang se trouvera plus marqué dans le poumon, on ne peut mieux définir cette fièvre que par le nom de péripneumonie. Dans d'autres cas, la fièvre ne sera qu'une inflammation du foie, une inflammation des reins*, etc. La saignée et les lavemens sont les principaux remèdes; et Garsault termine comme Solleysel, en disant: *Il ne faut jamais purger dans la fièvre, cela est mortel.* »

On doit bien présumer que j'ai passé sous silence une multitude d'explications plus ou moins ridicules ou hypothétiques; mais ce que j'ai transcrit suffit pour prouver que Solleysel, tout en admettant la *fièvre*, la regarde seulement comme un groupe de symptômes accusant une inflammation dans une partie quelconque. Cela est encore plus clair dans Garsault, à cela

(1) *Le Nouveau Parfait Maréchal.*

près de l'explication. Quand il dit que la fièvre produit un épaississement et un arrêt du sang, duquel résultent des inflammations diverses, on voit très-bien qu'il prend la cause pour l'effet, et que pour trouver la vérité il est nécessaire de retourner la proposition. Du reste, cette manière de voir était très-naturelle du temps de cet auteur, où l'on admettait encore la théorie de Boerhaave sur le développement de l'inflammation.

Nous venons de voir que la fièvre est considérée par Solleysel et Garsault comme une maladie qui se termine presque toujours par une inflammation, et qui par conséquent a souvent des suites funestes. Vitet (1) la réhabilite dans notre esprit ; il la définit, à l'exemple des médecins de son temps, *un effort continue de la nature pour subjuguer et chasser les substances qui dérangent le juste équilibre des fonctions.*

« Dans toutes les espèces de fièvres on doit distinguer trois temps : le commencement, le déclin et la fin..... Dans le commencement, les symptômes ont peu d'intensité, si l'on en excepte le tremblement et quelquefois le *froid fébrile*.... Le chyle se mêle au sang, sans avoir subi la coction nécessaire ; bientôt la fièvre s'accroît ; la nature réunit toutes ses forces pour obtenir la coction de la matière morbifique, etc. »

Nous ne suivrons pas l'auteur dans toutes ces explications et ces bavardages de pathologie humorale, dont le temps et l'expérience ont fait justice. Nous ne nous arrêterons pas non

(1) *Médecine vétérinaire*, 1771.

plus à prouver la non-existence de toutes les fièvres qu'il admet. Aucune observation, aucune ouverture de cadavres ne vient à l'appui de ces longues et ennuyeuses descriptions ; ce ne sont que des assertions sans preuves et un verbiage sans but. Vitet était médecin ; et quoiqu'il s'en défende avec chaleur, il a voulu appliquer au cheval et au bœuf des maladies qu'il croyait de son devoir de reconnaître dans l'homme.

Quels que soient la magie du style de Bourgelat et l'ordre établi par lui dans l'exposé des caractères qu'il donne comme étant ceux des fièvres essentielles, on ne peut s'empêcher de voir que lui-même ne regarde comme telle que la fièvre inflammatoire continue, et que les observations lui manquent pour porter sur les autres le même jugement. Il dit, en effet, que La Gueriniève reconnaît bien des fièvres tierces et quartes ; mais que la définition qu'il en donne ne dispose point à croire qu'il les ait réellement observées dans le cheval ; que Ruini fait mention d'une fièvre intermittente subintrante, qu'il appelle *fièvre quarte continue*. Mais, ajoute l'illustre fondateur des écoles vétérinaires, « Je me suis imposé la loi de ne rien » avancer qui ne soit généralement avoué ou » qui ne soit établi sur mes observations parti- » culières, et cette même loi m'interdit toute » discussion à cet égard (1). » Les nombreux symptômes des fièvres sont une collection complète de tous ceux qui dénotent diverses inflammations; ainsi les battemens du flanc, la difficulté de la respiration, la persévérance à rester

(1) *Encyclopédie*, tom. VI, art. *Fièvre*.

debout, les coliques, le dévoiement ou la constipation, la fétidité des excrémens, la strangurie, la sensibilité de l'épine, etc., permettent de croire, sans être taxé de prévention, que si Bourgelat eût ouvert quelques cadavres, il aurait bientôt renoncé à l'idée de ces fièvres idiopathiques. Les progrès récens de l'anatomie pathologique l'habitude que l'on a prise d'ouvrir tous les animaux morts, ne permettraient pas aujourd'hui de tomber dans une pareille erreur.

La fièvre, d'après Lafosse fils (1), consiste dans la fréquence des contractions du cœur et dans le dérangement des fonctions animales. « Les mouvemens du cœur dépendant des impressions que le sang fait sur lui, il y aura fièvre toutes les fois que la quantité du sang sera trop considérable, ou bien que ses qualités seront viciées, comme dans les diverses inflammations, l'irritation, les douleurs considérables. etc. »

» Symptômes : 1°. La fréquence du battement du cœur et des artères ;

2°. La tristesse, les yeux mornes, la tête baissée ;

3°. Le vice des digestions ;

4°. La chaleur ;

5°. Enfin, *les effets de la maladie qui cause la fièvre.*

Je ne puis rien ajouter à cette dernière phrase. La fièvre n'était évidemment, pour Lafosse, qu'un ensemble de symptômes, et tout ce que nous venons de rapporter prouve

---

(1) *Dictionnaire d'hippiatrique.*

suffisamment qu'il ne croyait pas à l'existence des fièvres essentielles.

Les cinq volumes des *Instructions vétérinaires* renferment quelques observations détachées, d'assez peu d'importance. La maladie dont il est question dans le volume de 1793, est certainement une gastro-entérite, quoiqu'on lui donne, je ne sais trop pour quelle cause, le nom *de fièvre rhumatismale compliquée de charbon.* L'ouverture des cadavres ne peut laisser aucun doute sur la nature de cette prétendue fièvre.

Nous ne parlerons pas des observations insérées dans les tomes 1 et 2. Quant à la fièvre charbonneuse, contentons-nous d'écouter ce qu'a dit Chabert lui-même ; notre opinion sera suffisamment fixée :

« Le charbon peut exister sans aucune efflorescence extérieure ; c'est ce que nous nommons *fièvre charbonneuse.* Cette maladie est presque toujours épizootique ; il n'est guère possible de la reconnaître qu'à l'ouverture des cadavres, dans lesquels on remarque en général les mêmes désordres que dans le charbon essentiel, et plus particulièrement des tumeurs noires, sanguines, dans l'épaisseur du foie, de la rate, du pancréas, etc. »

« On voit encore des ecchymoses dans le cerveau, sur la surface extérieure du cœur, dans son épaisseur, dans les poumons, etc. »

« Il y a, dit M. Delabère-Blaine (1), des praticiens distingués qui ne croient pas que la fièvre soit une affection idiopathique dans le

---

(1) *Notions fondamentales de l'art vétérinaire*, traduit de l'anglais, tom. I, pag. 109. 1803.

cheval, et qui ne la regardent que comme un symptôme d'affection locale de quelque organe essentiel. J'avoue, ajoute-t-il, que je ne saurais partager leur opinion, car *j'ai trouvé des exemples qui me prouvent que la fièvre du cheval n'est pas toujours secondaire.* »

Toutes les affections fébriles du cheval peuvent être rapportées à trois chefs : 1°. fièvre ordinaire, 2°. fièvre symptomatique, 3°. fièvre maligne épidémique. La première, qui est la fièvre idiopathique ou essentielle, est *très-rare* dans le cheval; et il arrive souvent, quand elle existe, qu'*à la fin de la première période, elle est immédiatement remplacée par l'attaque de quelque organe particulier, etc. La fièvre symptomatique se rencontre tous les jours, etc.* »

On pourrait dire de cet auteur ce que nous avons dit des deux premiers; mais il nous paraît beaucoup plus probable que M. Blaine était convaincu que les symptômes fébriles sont toujours l'expression de l'irritation d'un organe. Il n'a pas osé l'avancer; l'état de la science ne lui permettait sans doute pas d'émettre une opinion qui, à cette époque, aurait paru paradoxale.

Quant aux autres vétérinaires anglais, leur manière de voir est suffisamment exprimée dans une phrase de l'ouvrage de M. Percivall (1) : *Lorsque j'étais élève, jamais M. Coleman ne nous parlait de fièvres, et j'ai pu me convaincre qu'il n'en xistait pas dans les animaux, quoique plusieurs raités en fassent mention.*

Le professeur Volpi (2) divise les maladies

(1) *Elementary lectures on the veterinary art.* 1823.
(2) *Compendio di medicina pratica veterinaria*

en fébriles et chroniques. Toutes les inflammations aiguës sont rangées dans la première de ces deux classes, et il n'admet que deux sortes de fièvres, la fièvre synoque et la pernicieuse.

La première, qui est produite par l'insolation, les fatigues excessives, les arrêts de transpiration, etc., se change souvent en péripneumonie, et n'est que le résultat d'une irritation générale très-fréquente dans les chevaux, et à laquelle les vétérinaires ont donné le nom très-juste de *fourbure*.

Quant à la fièvre pernicieuse, nous croyons devoir citer ce que dit M. Barthélemy aîné, auteur d'un extrait de cet ouvrage : « La description que donne M. Volpi de la fièvre pernicieuse, jointe aux observations qui y font suite, nous semble démontrer qu'elle n'est autre chose que la maladie désignée sous les noms de vertige abdominal, vertige symptomatique, etc. »

Cette assertion est justifiée par les nombreux exemples que fournit journellement la pratique. Dans la plupart des cas où il y a des symptômes d'ataxie dans le cheval, ils sont plutôt dus à une irritation ou bien à une surcharge de l'estomac, qu'à l'inflammation directe du cerveau ou de ses enveloppes. L'irritation encéphalique et les phénomènes qui en découlent, ne paraissent être que secondaires ; au moins est-il très-rare qu'il en soit autrement.

Je passe, sans m'arrêter, sur plusieurs articles de dictionnaires, et plusieurs opuscules, qui sont des copies pures et simples de ce qu'ont dit les uns ou les autres des auteurs dont j'ai

---

*di G. B. Volpi, professore di Clinica nella scuola veterinaria di Milano.* 1813.

parlé. Ainsi, Rozier s'est contenté de transcrire ce que dit Vitet; il y ajoute, comme fièvre, la description que donne Paulet de la maladie des chiens. Ainsi, M. Huzard fils (1) a rassemblé quelques matériaux épars soit dans les auteurs, soit dans les cahiers des professeurs Verrier et Gohier. Il reconnaît les mêmes espèces de fièvres que celles admises dans l'homme. Cependant il avoue que l'histoire des fièvres muqueuse, gastrique, adynamique et ataxique, est enveloppée de trop de ténèbres pour qu'il ose essayer d'en parler. Quant à la fièvre inflammatoire, qu'il désigne aussi sous le nom de *fourbure*, « elle dégénère, dit-il, en affection locale, et se change en maladie inflammatoire, soit des poumons, soit du tissu réticulaire du pied. *On dit alors que la fourbure est tombée dans les sabots, etc.* »

Un peu de réflexion, avant d'écrire, aurait convaincu M. Huzard fils qu'il ne pouvait ni admettre, ni proposer cette explication. Un organe est irrité; de là des symptômes généraux un peu confus, auxquels on donne le nom de *fièvre*, et qui ne deviennent bien distincts et bien tranchés, que lorsque l'inflammation de cet organe est tout-à-fait établie.

Gohier (2) rapporte que M. Grognier a vu dans une ferme une maladie sur les bêtes à cornes, à laquelle il a trouvé les rapports les plus frappans avec la fièvre des prisons, et il a proposé de lui donner le nom de *fièvre des étables*. Une autre maladie, observée par le même

---

(1) *Esquisse de nosographie vétérinaire.*

(2) *Mémoires et Observations sur la chirurgie et la médecine vétérinaire*; tom. I, pag. 435.

professeur, était une *fièvre bilieuse gastrique*. Comme je cite textuellement les deux articles, je crois pouvoir m'abstenir de toute réflexion. Il est à regretter que M. Grognier n'ait pas donné plus de détails sur ces deux observations; sa sagacité et son expérience auraient pu, sans doute, nous fournir des armes puissantes pour nous former une opinion.

Enfin, les seules observations précises que possède la médecine vétérinaire sur les fièvres sont dues à M. Damoiseau.

1°. *Fièvre méningo-gastrique*, observée sur des étalons fatigués par les excès du coït (1).

*Symptômes.* « Pouls petit et lent; membrane de la bouche jaune; *bouche pâteuse*; langue recouverte d'un enduit jaunâtre; pituitaire et conjonctive jaunes, infiltrées et parsemées de taches violacées; constipation; *surface de la peau jaune*, etc. Le quatrième jour, engorgement des amygdales, respiration laborieuse et brûlante; flux par les naseaux d'une matière jaune et fétide. »

Je le demande à tout homme de bonne foi, un médecin pouvait-il se méprendre sur le caractère de cette maladie? Fallait-il en faire une fièvre *méningo gastrique*? Enfin n'était-il pas plus simple, et surtout plus rationnel, de la considérer comme une inflammation du foie et de l'estomac?

N'en fût-il pas ainsi, que pourrait-on conclure de cette observation? Pas un seul individu n'est mort; il n'y a pas eu d'ouverture de cadavres.

---

(1) *Correspond. de Fromage de Feugré;* tom. I, pag. 44.

2°. *Fièvre intermittente* (1). « Le 3 décembre 1807, vers trois heures après-midi, un étalon devint tout-à-coup inquiet...... Le pouls était petit, concentré, intermittent; bouche chaude; langue chargée d'un sédiment noirâtre ; muqueuses de couleur jaune-safran ; *tension douloureuse de l'hypocondre droit ;* roideur de la colonne vertébrale ; respirationcourte et laborieuse, etc. Alors le froid devint universel, les quatre membres se rapprochèrent du centre de gravité; le poil devint terne et piqué; le pouls presque insensible, et les yeux très-abattus. Au bout de trois quarts-d'heure, les forces parurent se ranimer; la peau était brûlante, le pouls très-vite (*jusqu'à quatre-vingt-dix pulsations par minute*). Cet état ayant duré à-peu-près une demi-heure, il parut une sueur très-considérable; pouls plein et souple; vitesse ordinaire; disparition des symptômes; envie de manger, vigueur et gaîté. Le 6, à la même heure, nouvel accès. Le 7 et le 8, apyrexie. Le 9, accès moins fort que les deux précédens. Le 12 et le 15, nouveaux accès. Dès-lors ils devinrent irréguliers; la fièvre parut prendre le type tierce; enfin elle devint quotidienne : une faiblesse extrême en fut la suite, et la guérison ne fut complète qu'au mois de mars.

Voilà, certes, une fièvre intermittente bien caractérisée, et c'est la seule qu'aucun vétérinaire ait jamais rapportée; ce qui permet d'élever quelque doute sur la réalité de son existence (2). Mais, tout exacte qu'elle puisse être,

---

(1) *Correspond. de From.*, tom. IV, pag. 28.

(2) On lit, à la vérité, dans l'ouvrage de M. Pozzi, qu'il a vu un cheval affecté d'une fièvre tierce, et que

rien n'y démontre une fièvre essentielle plutôt que l'inflammation de la muqueuse gastro-intestinale, et il est bien plus simple et plus physiologique de s'arrêter à cette dernière supposition. En admettant que ce soit une gastro-entérite, j'avoue qu'il est difficile d'expliquer l'intermittence; mais cette obscurité n'est-elle pas plus grande encore en considérant la maladie comme une fièvre essentielle? En effet, les monodactyles, et principalement le cheval, sont sujets à une inflammation du globe oculaire, connue sous le nom de *fluxion périodique*, et qui se reproduit par accès, sinon réguliers, du moins assez constans. Aucun mouvement fébrile ne la précède; une ophthalmie plus ou moins intense, accompagnée d'un trouble des humeurs de l'œil, d'autant plus remarquable que les accès ont été plus répétés, en est le principal caractère. Dans le principe et pendant l'intermittence il est tout-à-fait impossible de reconnaître la maladie, et elle paraît pouvoir être combattue avantageusement par l'usage du quinquina, comme toutes les fièvres intermittentes (1). Cette affection est tellement

---

son ami, le professeur Mislei, lui a assuré avoir observé la fièvre intermittente dans cet animal (*La Zooiatria del Giov. Pozzi*. Milano, 1809, tom. III, pag. 356). Mais on est d'autant plus porté à douter de ce que cet auteur avance, qu'il ne cite aucune observation et que son ouvrage, copié presque mot à mot sur ceux de médecine, a été dicté par le brownisme le plus aveugle. A cette époque, Rasori et Thomassini ne faisaient que commencer à jeter les fondemens de la nouvelle doctrine médicale italienne.

(1) *Voy*. pag. 107, cahier de mars *Mém. sur l'opht. périodiq.*; par M. Maynenc.

commune, qu'il suffit de la citer. Ici l'intermittence est bien marquée, et cependant il n'y a pas de fièvre; il n'y a qu'une inflammation pure et simple et bien caractérisée. Quels raisonnemens peut-on opposer à un fait de cette nature?

3°. *Fièvre muqueuse* (1). Cette fièvre, qui n'est ordinairement qu'éphémère, dit M. Damoiseau, se termine assez souvent par une affection *aiguë et catarrhale de la poitrine*. Alors l'animal malade cesse de se coucher vers le quatrième jour; la toux se manifeste; *les flancs s'agitent;* on entend dans la trachée un *roucoulement* semblable au bruit que produit un animal affecté d'angine interne, etc.

Après avoir lu et pesé tous ces symptômes, on restera convaincu, je crois, que cette affection n'était dans le principe qu'un embarras gastrique, se dissipant le plus souvent, et d'autres fois se compliquant d'une inflammation des bronches, etc.

Une chose malheureuse (pour la science), c'est qu'il ne soit mort aucun des chevaux qui font le sujet de ces trois observations; cette circonstance aurait levé tous les doutes qui peuvent rester sur la nature des maladies décrites par M. Damoiseau. Telles qu'elles sont présentées, elles ne constituent que des faits sans force et sans valeur.

Les seules maladies que l'on ait bien observées, et auxquelles les vétérinaires et les médecins qui les ont décrites se soient accordés à donner le nom de *fièvres*, sont les épizooties

(1) *Loc cit.*, pag. 31.

du 18e siècle, et celles qui plus récemment encore ont ravagé une partie de l'Europe.

D'après ce que rapportent Lancisi, Ramazzini, Gœlick, Sauvages et autres, il ne peut guère rester de doute sur la nature de ces diverses affections. Tantôt les symptômes étaient ceux d'une pneumonie; d'autres fois d'une angine, d'une gastrite, d'une entérite, etc. La bouche et l'arrière-bouche étaient couvertes d'ulcères; les viscères de la poitrine, ceux du ventre, étaient gangrénés. Dans l'épizootie de 1744, 1745 et 1746, une constipation opiniâtre, suivie d'une diarrhée fétide, était un des principaux caractères de la maladie; on trouvait, à l'ouverture des cadavres, des marques d'inflammation violente des estomacs et des intestins, les poumons paraissaient quelquefois enflammés, etc.

Dans l'épizootie de 1814, bien observée par MM. Girard et Dupuy, qui lui ont donné le nom de *typhus du gros bétail*, on peut, mieux que dans aucun des auteurs et dans aucune des observations que nous avons cités, trouver quelques raisons de croire à l'essentialité de certaines fièvres dans les animaux domestiques; encore, un examen bien attentif du mémoire qu'ils ont publié sur ce sujet pourra-t-il au moins faire élever quelques doutes.

Des frissons, un balancement de la tête, une toux sèche, la lenteur de la marche, annoncent la maladie. Les matières fécales deviennent noires et fétides dès le deuxième jour. La conjonctive, la pituitaire, la mu euuse nasale, etc., s'enflamment et prennent une teinte violacée. Le troisième jour, tous ces symptômes augmentent; le pouls est faible et accéléré; le balancement de la tête est continuel; l'épine du dos, les reins et le ventre sont très-sensibles, etc.

« Les désordres observés à l'ouverture des cadavres sont, en général, très-légers, et l'on ne doit leur accorder que fort peu d'importance. »

Cependant les auteurs ajoutent, quelques lignes plus bas : « La membrane interne de la caillette et du canal intestinal offre *toujours* des surfaces rouges plus ou moins étendues, et assez souvent des taches noires ou des vergetures violacées. Les poumons offrent aussi une inflammation plus ou moins forte, qui se propage dans l'intérieur de la trachée et de la membrane nasale. Les meninges du cerveau sont un peu enflammées. Le tissu cellulaire sous-cutané, celui des poumons, sont emphysémateux; on trouve également un fluide aériforme sous l'arachnoïde.

En voilà, sans doute, plus qu'il ne faut pour expliquer les phénomènes observés pendant le cours de la maladie, et tout porte à croire que telle était aussi l'opinion des auteurs de ce mémoire. L'état de la médecine, lorsqu'ils le publièrent, a pu seul les empêcher de se prononcer formellement sur la nature de la maladie qu'ils avaient à décrire.

Nous aurions pu multiplier nos preuves en fouillant dans tous nos ouvrages de vétérine et en nous livrant à des recherches aussi faciles qu'ennuyeuses. Nous croyons pouvoir conclure de ce que nous avons rapporté :

1°. Que Solleysel, Garsault, Bourgelat et Delabère-Blaine, tout en admettant l'existence des fièvres essentielles dans les animaux domestiques, s'expriment de manière à laisser entrevoir qu'ils n'en ont jamais observé eux-mêmes, et qu'ils ne font qu'obéir à l'opinion générale ;

2°. Que Lafosse et Volpi n'y croient pas, ce dont il est facile de se convaincre en lisant les passages que nous avons transcrits ;

3°. Que *Vitet* décrit les fièvres d'après les ouvrages de médecine humaine, et qu'il a été lui-même copié par Rozier et autres ;

4°. Que tous les auteurs qui, après eux, ont parlé de ces maladies, se sont copiés les uns et les autres avec quelques variantes nécessitées par le temps et les nouvelles doctrines ;

5°. Que les observations rapportées dans les *Instructions Vétérinaires*, loin de prouver l'existence des fièvres essentielles, militent en faveur de l'opinion contraire ;

Que les deux assertions de M. Grognier ne sont appuyées d'aucune preuve ; que les trois observations de M. Damoiseau sont incomplètes, sans force et sans valeur, parce qu'il n'y a point eu d'ouverture de cadavres et que les maladies qu'il décrit ne semblent être que des gastro-entérites, avec ou sans complications ;

Que l'on peut beaucoup mieux expliquer l'intermittence des fièvres, en les regardant comme le résultat de diverses phlegmasies, qu'en les considérant comme essentielles, puisqu'il existe une maladie inflammatoire ( la fluxion périodique ), dont l'intermittence est bien constatée, et qui cependant n'est jamais précédée et très-rarement accompagnée d'un mouvement fébrile ;

6°. Qu'à la suite des fièvres pestilentielles, charbonneuses, bilioso-adynamiques, des épizooties du dix-huitième siècle, etc., on a toujours trouvé, à l'ouverture des cadavres, de violentes traces d'inflammation de différens organes, surtout des viscères digestifs;

7°. Enfin, qu'il n'est pas permis, avec les observations que l'on possède, de considérer les fièvres comme pouvant exister dans les animaux domestiques, indépendamment de la lésion d'un organe quelconque; que le mot fièvre, employé, tantôt pour désigner des maladies plus ou moins dangereuses, d'autres fois un effort salutaire de la nature pour délivrer l'économie d'un principe nuisible, ne doit s'entendre que d'un groupe de symptômes qui accusent et représentent plus ou moins fidèlement une inflammation.

La discussion à laquelle je viens de me livrer, et que je soumets au jugement des praticiens, est beaucoup plus importante qu'elle ne le paraît au premier abord. L'opinion que l'on embrassera, doit influer sensiblement sur les succès que l'on pourra obtenir dans le traitement des maladies. En admettant, en effet, qu'il existe des fièvres sans lésion d'organe, on ne combat que des symptômes plus ou moins trompeurs. Si l'on est convaincu, au contraire, que toute fièvre est l'expression de l'irritation ou de l'inflammation d'un ou de plusieurs organes, on devra rechercher avec soin quel est le siége de la lésion, et l'on pourra exercer une médecine rationnelle. C'est ainsi que dans le vertige abdominal, au lieu de combattre les symptômes cérébraux, on dirigera tous ses moyens contre l'affection de l'estomac, et que l'on triomphera plus promptement et plus sûrement de la maladie, etc. Je m'arrête là, et je ne crois pas qu'il soit nécessaire de multiplier les exemples pour fixer l'opinion de mes lecteurs.

Mon seul but, en rassemblant quelques matériaux, a été de donner à ceux qui sont en position de voir beaucoup de malades, l'envie d'approfondir cette matière et de faire cesser l'indécision où flottent encore quelques médecins sur ce point important de pathologie. C'est un appel aux vétérinaires praticiens ; il serait bien utile, et pour eux et pour la science, qu'ils y répondissent.

*Nota.* Depuis que j'ai terminé cet Essai, il m'est parvenu une brochure sur la fièvre adynamique des grands animaux (1). Je vais examiner si cet opuscule me fournira quelques motifs de persister dans mes conclusions, ou bien de les modifier.

« La fièvre adynamique, dit M. Viramond, son auteur, étant accompagnée d'une chaleur sur toute l'habitude du corps, d'un battement considérable des flancs, et d'une teinte jaune sur les tuniques qui tapissent l'intérieur des cavités naturelles, a fait penser à certaines personnes qu'elles avaient à combattre une phlegmasie, et à d'autres une *diathèse ictérique* pure et simple. D'après ce point de vue, les premiers mettaient la saignée en usage et renforçaient par là les élémens *du génie adynamique*; les seconds, dans l'intention de diminuer la *masse biliaire*, employaient les drastiques, tels que l'aloës, et donnaient la mort à leurs malades, etc. »

---

(1) *Essai sur la fièvre bilioso-adynamique des grands animaux et particulièrement du cheval*, par G. R. Viramond, M. V. A.

Cette maladie est commune dans les départemens du midi de la France, surtout pendant les fortes chaleurs de l'été ; *elle consiste dans une pyrexie générale, à type continu, jointe à une turgescence de l'organe hépatique, à une lésion profonde du système des forces, et à une tendance pernicieuse vers la septicité.*

« Les causes sont un climat brûlant, des travaux excessifs, la rareté et la mauvaise qualité des eaux ; et en admettant que ces causes produisent d'abord une légère phlogose de l'organe biliaire, un vice dans la sécrétion de la bile, on explique avec facilité les premiers phénomènes de la maladie, qui sont l'ictère et la chaleur ardente du corps, etc. »

Sans nous arrêter à l'énumération des symptômes, qui ne sont autres que ceux d'une violente gastro-entérite compliquée d'inflammation du foie, nous voyons que l'ouverture des cadavres ne laisse aucun doute sur la nature de cette affection : « des traces certaines d'une affection *phlogoso-gangréneuse* au foie et à la portion correspondante du diaphragme, la gangrène plus ou moins étendue *sur* l'estomac et le tube intestinal, la turgescence de la vésicule du fiel, etc..... La nature de ces altérations, ajoute l'auteur, caractérise manifestement une phlegmasie suivie de faiblesse extrême, etc. »

Ceci ne s'accorde pas tout-à-fait avec le reproche que fait plus haut M. Viramond à ceux qui ont pris cette maladie pour une inflammation, et qui l'ont traitée comme telle. Il s'accuse donc lui-même, puisqu'il ne regarde cette fièvre bilioso-adynamique que comme une phlegmasie. Il faut croire, en effet, que c'est là sa véritable manière de voir, et il n'est pas possible de s'arrêter à une autre idée, après avoir lu son mémoire, qui indique un médecin instruit et un observateur judicieux.

L'administration des acides et des tempérans, l'application des sétons dans le principe, et l'usage des antiseptiques, lorsqu'il y a des symptômes d'adynamie, sont recommandés par l'auteur. Nous ne ferons aucune observation sur ce chapitre ; elles nous sembleraient inutiles. Le caractère inflammatoire de l'affection étant déterminé, on pensera sans doute qu'il était plus convenable de la combattre par les moyens ordinaires, que de faire la médecine des symptômes.

Plus d'une fois nous nous sommes élevés contre le langage barbare dont la médecine des animaux est encore hérissée ; nous avons fait sentir combien il serait nécessaire d'y substituer une langue plus correcte et plus philosophique ; mais nous sommes loin de penser que des expressions prétentieuses, qu'une application aveugle des termes de la médecine humaine puisse être de quelque utilité. C'est donc un choix d'expressions justes, et non pas ambitieuses, que nous devons désirer ; et, sous ce rapport, nous nous permettrons, dans l'intérêt même de la science, d'adresser quelques reproches à M. Viramond, et de lui rappeler l'axiôme latin : *In medio virtus.*

Plusieurs locutions impropres que nous avons soulignées, justifieraient assez ce que nous avançons. Nous allons en prendre encore quelques-unes au hasard, pour prouver que nous n'avons pas jugé légèrement.

Qu'est-ce, par exemple, que la laxité de

*l'organe mental?* des alimens *condimentiels?* Que veulent dire ces mots : *L'irradiation des esprits animaux s'accomplit parfaitement.... ; les yeux remplissent mieux leur cavité orbitaire?...* Enfin, qui a prouvé à M. Viramond qu'il y a *craquement des articulations par défaut de synovie?* Comment a-t-il pu appliquer des vésicatoires sur les muscles *petits pectoraux, etc.?*

Je m'arrête là ; ces citations suffiront sans doute pour donner une idée de ce que la critique peut reprendre dans ce mémoire : il faudrait les multiplier beaucoup plus, si je voulais faire connaître tout ce qu'il renferme de bon et d'utile.

FIN.

Imprimerie de GUEFFIER, rue Guénégaud, n°. 31.

www.ingramcontent.com/pod-product-compliance
Ingram Content Group UK Ltd.
Pitfield, Milton Keynes, MK11 3LW, UK
UKHW020233180726
13838UKWH00005B/2355